Haifa Bradai
Sondes Laajimi
Rabeb Mbarek

Golpe de calor; experiência do Norte de África

Haifa Bradai
Sondes Laajimi
Rabeb Mbarek

Golpe de calor; experiência do Norte de África

estudo epidemioclínico e prognóstico de pacientes tratados por insolação no ambiente pré-hospitalar

ScienciaScripts

Imprint

Any brand names and product names mentioned in this book are subject to trademark, brand or patent protection and are trademarks or registered trademarks of their respective holders. The use of brand names, product names, common names, trade names, product descriptions etc. even without a particular marking in this work is in no way to be construed to mean that such names may be regarded as unrestricted in respect of trademark and brand protection legislation and could thus be used by anyone.

Cover image: www.ingimage.com

This book is a translation from the original published under ISBN 978-620-6-71929-8.

Publisher:
Sciencia Scripts
is a trademark of
Dodo Books Indian Ocean Ltd. and OmniScriptum S.R.L publishing group

120 High Road, East Finchley, London, N2 9ED, United Kingdom
Str. Armeneasca 28/1, office 1, Chisinau MD-2012, Republic of Moldova, Europe
Printed at: see last page
ISBN: 978-620-7-98801-3

ÍNDICE

INTRODUÇÃO

O acidente vascular cerebral (AVC) é uma emergência médica com risco de vida (1). Clinicamente, é definido pela combinação de um aumento rápido da temperatura central acima dos 40°C e de perturbações neurológicas (delírio, convulsões ou coma) e cardiovasculares. (2,3). Uma definição alternativa de golpe de calor baseia-se na sua fisiopatologia e afirma que o golpe de calor é uma forma de hipertermia associada a uma resposta inflamatória sistémica que conduz a uma síndrome de disfunção multivisceral, principalmente encefalopatia (2).

De facto, existem dois tipos de golpe de calor, consoante a presença ou ausência de esforço. O primeiro tipo é a insolação de esforço, que se desenvolve em indivíduos activos, como atletas, soldados ou trabalhadores que realizam actividades físicas rigorosas (3,4).

O segundo tipo é o golpe de calor clássico sem esforço. Este tipo de golpe de calor ocorre em repouso após uma exposição excessiva ao calor, levando a uma falha termorreguladora. Desenvolve-se, na maioria dos casos, em idosos deambulantes com co-morbilidades que incluem obesidade, diabetes, hipertensão, doença cardíaca, insuficiência renal, demência e alcoolismo (3,4). O nosso estudo descreve as características deste tipo de golpe de calor. Apesar das melhorias nas técnicas de arrefecimento e na gestão terapêutica das vítimas de golpe de calor, o risco de progressão para insuficiência multivisceral e a taxa de mortalidade permanecem elevados (2).

O objetivo do nosso trabalho é :

- Descrever as características clínicas, terapêuticas e prognósticas da insolação em 27 casos tratados em ambiente pré-hospitalar.

- Determinar factores preditivos de mortalidade através de análise univariada.

MATERIAIS E MÉTODO

I. Tipo de estudo

O nosso trabalho é um estudo transversal descritivo realizado pelo serviço SAMU 03 no centro-leste (quatro províncias: Mahdia, Monastir, Sousse e Kairouan) durante um período de 3 meses (junho-agosto de 2023).

II. População do estudo

Nossa população de estudo foi composta por 27 vítimas de insolação atendidas pelas equipes do SAMU03 durante a onda de calor do verão de 2023.

Critérios de inclusão :

- Idade $\geq$ 18 anos
- Qualquer chamada de insolação não extenuante que ocorra em repouso.

Critérios de exclusão :

- Idade < 18 anos
- Qualquer chamada para exercício de insolação.

III. Recolha de dados

A informação foi recolhida através de um formulário específico que tem em conta os dados epidemiológicos, clínicos, terapêuticos e prognósticos dos doentes (Anexo 1).

1. Dados epidemiológicos

Data e hora da chamada, temperatura ambiente no momento da chamada. Dados relativos à missão: Governadorado da chamada (Sousse, Monastir, Kairouan,

Mahdia), Decisão de regulação: envolver ou não a equipa, SMUR envolvido (Kairouan, Sousse, Monastir, Mahdia, Jam), Motivo da chamada (perturbações da consciência, dispneia, instabilidade hemodinâmica), tipo de missão (primária, primária-secundária, secundária), local de intervenção (domicílio, local público, emergência periférica).

Dados dos doentes: sexo, idade, história clínica, atividade física diária, hábitos de vida: tabaco, álcool, obesidade, consumo médio de água por 24 horas.

2. Dados clínicos e biológicos

- Sintomatologia: sinais gerais: febre, náuseas/vómitos, fadiga, tonturas, cãibras; sinais de desidratação: sensação de sede, pele seca; sinais neurológicos: dor de cabeça, confusão, coma, síncope.

- Parâmetros clínicos no exame inicial :

•Hemodinâmica: pressão arterial, frequência cardíaca, sinais periféricos de choque, ECG.

•Plano respiratório: frequência respiratória, saturação, trabalho respiratório, auscultação.

•Neurológico: Pontuação de Glasgow (5) (apêndice 2), estado das pupilas, sinais de localização, temperatura, dextro

- Biologia: Hemograma, análise da hemostase: PT/INR, ionograma (natraemia, kalaemia), função renal, análises hepáticas (ASAT, ALAT, BT, BD), CPK, LDH.

3. Gestão terapêutica

- Duração do tratamento: .... (em horas)

- CAT: Mudança para um local mais fresco, Arrefecimento físico, Arrefecimento farmacológico, Hidratação oral, Enchimento com soro arrefecido, Colocação em PLS, Utilização de anti-inflamatórios, Oxigenoterapia, Assistência respiratória, Medicamentos vasoactivos.

4. Evolução

- Decisão do regulamento (encaminhamento): LSP ou transferência para o hospital.

- Melhoria sem sequelas, tempo para melhoria (em horas):...
- Lesão visceral inicial (cerebral, cardíaca, hepática, renal, hematológica)

- Sequelas remanescentes (Cerebral, Cardíaca Hepática, Renal, Hematológica)

- Duração do tratamento antes da melhoria: ... horas

- Duração dos cuidados antes da morte: .... horas

IV. Análise estatística dos dados

A análise estatística foi efectuada com recurso ao software de análise estatística SPSS 21.0.

1. Secção descritiva

As variáveis contínuas foram expressas como média ($\pm$ desvio-padrão) com mínimo e máximo.

As variáveis qualitativas foram expressas em efectivos e percentagens.

2. Parte analítica

Nesta secção, através de uma análise univariada, numa primeira fase, comparamos os doentes que morreram devido a insolação com os que não morreram, em relação às diferentes variáveis medidas. Os testes utilizados foram o teste Chi-2 para comparação de percentagens e o teste t de Student para comparação de médias. O nível de significância foi fixado em 5%.

V.Definição de golpe de calor

Golpe de calor: Não existe uma definição universalmente aceite de golpe de calor. golpe de calor. A definição de golpe de calor mais utilizada no mundo é a de Bouchama (2). Bouchama definiu o golpe de calor como a combinação de um aumento rápido da temperatura central acima dos 40°C e de perturbações neurológicas (delírio, convulsões ou coma) (2). No Japão, a Associação Japonesa de Medicina Aguda (JAAM) tem recolhido dados através de um registo nacional de doenças provocadas pelo calor de doentes diagnosticados com doenças provocadas pelo calor (incluindo insolação), independentemente da temperatura corporal central, desde 2006 (3,6) . A JAAM estabeleceu e publicou critérios para as doenças relacionadas com o calor, incluindo a insolação, em 2014 (3) (apêndice 3).

O golpe de calor foi definido como um doente exposto a uma temperatura ambiente elevada que preenche um ou mais dos seguintes critérios:

1. Manifestações do sistema nervoso central (alteração da consciência com uma pontuação na escala de coma japonesa ≥ 2 (7) (apêndice 4), sintomas cerebelares, convulsões ou ataques)

2. Disfunção hepática/renal (acompanhamento após hospitalização, insuficiência hepática ou renal que exija cuidados hospitalares);

3. Perturbações da coagulação [diagnosticadas como coagulação intravascular disseminada (CID) pelo JAAM] (3,8,9) (apêndice 5).

A temperatura corporal não foi incluída nestes critérios de diagnóstico devido a vários casos fatais de doentes com temperaturas corporais inferiores a 40°C observados na prática clínica (10) . Em 2016, um grupo de trabalho do JAAM Heat Stroke Committee (JAAM-HS-WG) simplificou a classificação do golpe de calor (10). A definição modificada de golpe de calor do JAAM incluiu pacientes expostos a altas temperaturas ambientais e que atendiam a pelo menos um dos seguintes critérios:

1. Pontuação da Escala de Coma de Glasgow (GCS) ≤ 14,

2. Níveis de creatinina ou bilirrubina total ≥ 1,2 mg/dL,

3. Pontuação JAAM DIC (Coagulação Intravascular Disseminada) ≥ 4.

A diferença nas definições/classificações de golpe de calor entre a definição de Bouchama e os critérios JAAM e JAAM-HS-WG foi ilustrada no quadro seguinte (3) (apêndice 6)

RESULTADOS

I. Estudo descritivo

1. Dados epidemiológicos

1.1.Dados relativos às missões de insolação

. 1.1.1. Temperatura ambiente na altura das chamadas

A temperatura ambiente média durante as chamadas foi de 32,5 ± 4,5°C, com uma temperatura máxima média de 39,8 ± 4,5°C e uma temperatura mínima média de 25,3 ± 3,5°C.

1.1.2. Repartição das afectações por governadorias de chamada

A maioria das chamadas para o Samu 03 provém da província de Sousse em 15 casos (55,5%), seguida da província de Monastir em 7 casos (25,9%), da província de Kairouan em 3 casos (11,1%) e da província de Mahdia em 2 casos (7,4%).

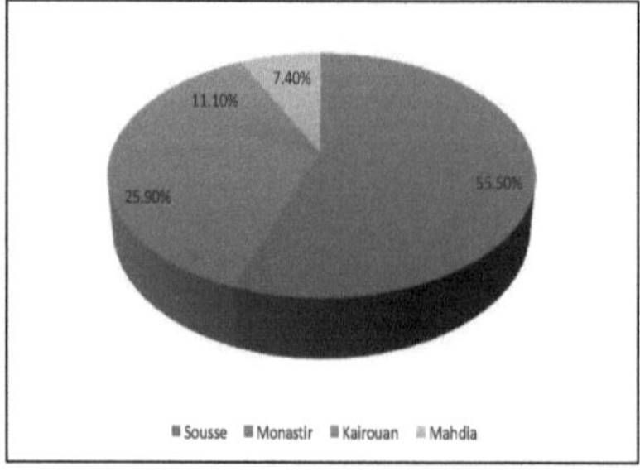

Figura 1: Repartição das missões por província de chamada

1.1.3. Repartição das missões de insolação

Dependendo do motivo da chamada O motivo da chamada foi perturbações da consciência em todos os casos, dispneia associada a perturbações da consciência

8

em 4 casos (14,8%) e instabilidade hemodinâmica com perturbações da consciência em 6 casos (22,2%).

1.1.4. Repartição das missões de acordo com a decisão regulamentar

O regulamento decidiu envolver a equipa em 25 casos, ou seja, 92,6%, e não intervir em 2 casos, devido à indisponibilidade de recursos num caso e a um pedido incompleto no segundo.

1.1.5. Repartição das missões por tipo de SMUR envolvido

O quadro seguinte mostra a repartição das missões por tipo de SMUR envolvido

Quadro I: Repartição por tipo de SMUR envolvido:

	Trabalhadores	Percentagem (%)
SMUR Hached Sousse	8	29,6
SMUR Sahloul Sousse	7	25,9
SMUR Monastir	7	25,9
SMUR Kairouan	3	11,2
SMUR Mehdia	1	3,7
SMUR Jem	1	3,7
Total	27	100

1.1.6. Repartição por tipo de afetação e local de intervenção

O tipo de missão foi primário em 17 casos (63%) e primário-secundário em 8 casos (29,6%). O local de intervenção foi no domicílio em 16 casos (59,3%), num local público em 1 caso (3,7%) e num serviço de urgência periférico em 8 casos (29,6%).

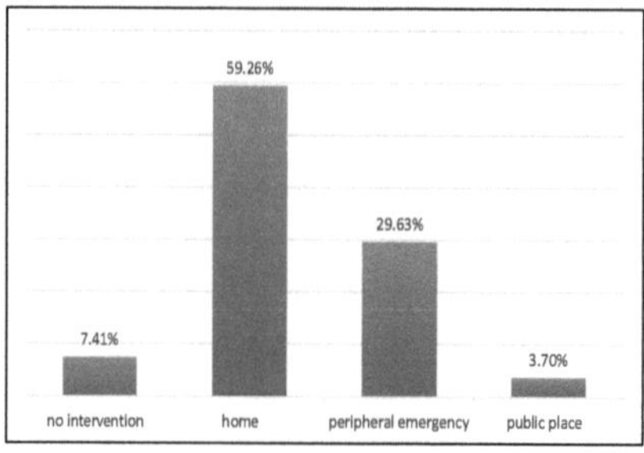

Figura 2: Repartição das missões por localização

1.2. Dados dos doentes

1.2.1. Repartição por género

A maioria dos doentes era do sexo feminino (15 casos, 55,6%) e 12 casos eram do sexo masculino (44,4%), com um rácio de sexo de 1,27.

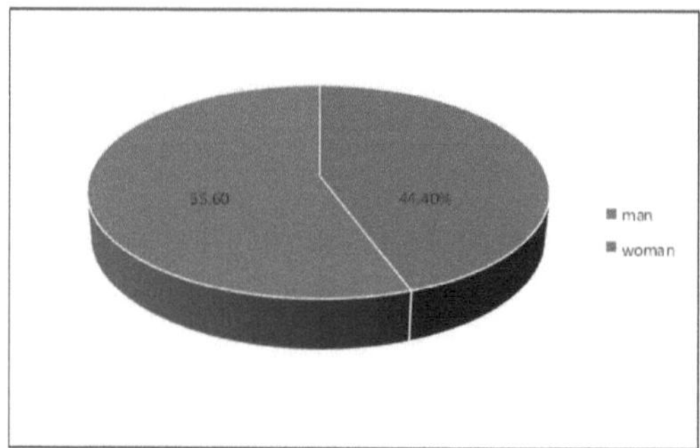

Figura 3: Repartição dos doentes por sexo

1.2.2. Repartição por idade

A idade média dos doentes era de 75 anos, variando entre os 27 e os 97 anos. Apenas um caso tinha 27 anos, e o grupo etário mais afetado situava-se entre os 60 e os 80 anos (15/27).

Quadro II: Repartição por grupos etários :

	Trabalhadores	Percentagem (%)
Idade [18- 30]	1	3,7
Idade [30 - 60]	0	0
Idade [60 - 80]	15	55,6
Idade ≥ 80 anos	11	40,7
Total	27	100

1.2.3. Repartição por antecedentes

A maioria dos doentes, 86,2% (23/27), tinha antecedentes patológicos. Apenas 4 casos (14,8%) não tinham antecedentes. A tabela seguinte mostra a distribuição dos doentes de acordo com os antecedentes

Quadro III: Repartição dos doentes por antecedentes médicos :

	Força de trabalho	Percentagem (%)
HTA	12/27	44,4
Diabetes	12/27	44,4
Dislipidemia	10/27	37
Insuficiência respiratória crónica	2/27	7.4
Insuficiência cardíaca	11/27	40.7
Patologia psiquiátrico	1/27	3.7
AVC	7/27	25.9

1.2.4. Repartição por hábitos de vida

3 casos (11,1%) eram fumadores e 18 casos (66,6%) eram obesos mórbidos. A maioria dos doentes estava acamada, ou seja, 20 casos (74%), enquanto 6 casos (22,2%) tinham atividade limitada. Apenas um doente era ativo, com 27 anos. O consumo médio diário de água foi de 1250 ml por 24 horas.

2. Dados clínicos e paraclínicos :

2.1.Dados clínicos :

A temperatura central era elevada em todos os doentes, com uma temperatura média de 40,592 ± 1,579°C e extremos que variavam entre 38,5 e 43°C. Na admissão, a fadiga estava presente em 13 casos (48,1%), tonturas em 10 casos (37%), náuseas e vómitos em 3 casos (11,1%), cãibras musculares em 3 casos (11,1%), cefaleias em 13 casos (48,1%), confusão em 17 casos (63%), síncope em 6 casos (22,2%) e coma em 10 casos (37%). Nenhum caso apresentou uma crise convulsiva. Foram observados sinais de desidratação em 44,4% dos casos, com sensação de sede em 5 casos (18,5%) e pele seca e eritematosa em 12 casos (44,4%).

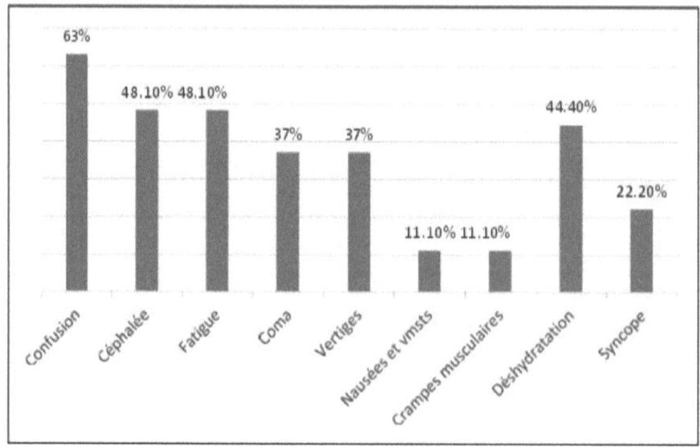

Figura 4: Distribuição dos doentes de acordo com os sintomas clínicos

Ao exame inicial, a maioria dos casos apresentava perturbações neurológicas (88,9%). 10 casos (37%) estavam em coma (pontuação de Glasgow ≤ 8) com uma pontuação média de Glasgow de 8,78 ± 4,2, variando de 3 a 15. Os distúrbios cardiovasculares estavam presentes em 81,4% dos casos, com hipotensão arterial (PAS ≤ 90 mmHg) em 6 casos (22,2%) e taquicardia em 22 casos (81,4%). A arritmia foi detectada pelo ECG em 13 casos (48,1%).O desconforto respiratório foi observado em mais de metade dos casos (55,5%)

com polipneia (FR $\geq$ 20 cpm) e aumento do trabalho respiratório em 8 casos (29,6%) e hipoxia de sa02 $\leq$ 95% em 15 casos (55,5%).

Quadro IV: Repartição das constantes clínicas

Constantes	Temperatura	NÃO	FC	Glasgow	FR	Sp02
Força de trabalho	26/27	26/27	25/27	27/27	25/27	26/27
Média± Desvio tipo	40,592 ± 1,5791	121,15 ± 37,237	123,56 ± 25,138	8,96 ± 4,229	23,96 ± 4,532	88,62 ± 10,127
Máximo	43	190	200	15	34	100
Mínimo	38,5	60	80	3	18	65

2.2.Dados paraclínicos

A nível paraclínico, verificou-se rabdomiólise com aumento dos valores de CPK em 4 casos (14,8%), insuficiência renal aguda em 9 casos (33,3%), hipercaliemia $\geq$ 5,5 em 4 casos (14,8%), acidose metabólica em 4 casos (14,8%) e distúrbios da coagulação em 5 casos (18,5%) com trombocitopenia em 3 casos (11,1%) e TP baixo $\leq$ 50% em 5 casos (18,5%).

Quadro V: Repartição das constantes biológicas :

Constantes	creatinina	ureia	TP	plaquetas	BT	CPK
Trabalhadores	9/27	9/27	5/27	3/27	2/27	4/27
Média± Desvio tipo	187,2 ± 34,4	11 ± 4,1	42 ± 4,47	70000 ± 17320	800 ± 3,7	1800 ± 216
Máximo	250	20	50	80000	1000	2000
Mínimo	135	6	40	50000	600	1500

3. Gestão terapêutica

Em termos de gestão terapêutica, 19 casos (70,3%) foram colocados numa zona fria, com 2 casos (7,4%) em posição lateral. 25 casos (92,6%) beneficiaram de repouso com arrefecimento físico e 19 casos (70,3%) de arrefecimento farmacológico. A hidratação oral foi administrada em 13 casos (48,1%) e 23 casos (85,1%) receberam enchimento de soro arrefecido. 3 casos (11,1%)

necessitaram da administração de fármacos vasoactivos para estabilizar o estado hemodinâmico. A oxigenoterapia foi administrada em 13 casos (48,1%) e a ventilação mecânica em 6 casos (22,2%).

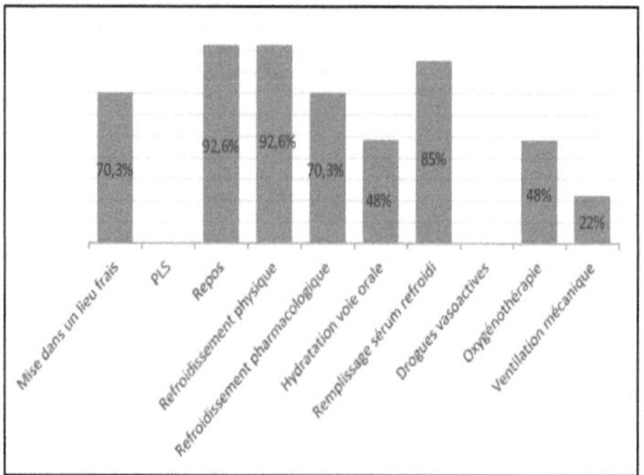

Figura 5: Distribuição dos doentes de acordo com o tratamento terapêutico

A duração média do tratamento terapêutico foi de 99,75+- 48,9 horas, variando de 45 a 180 horas.

4. Evolução

4.1. Destino do doente

O nosso estudo diz respeito a 27 vítimas de golpe de calor. 25 casos foram tratados pelas equipas SMUR do centro-leste. A regulação decidiu não envolver a equipa em dois casos, devido à indisponibilidade de recursos num caso e a um pedido incompleto no segundo. 17 casos (62,9%) foram transferidos para os serviços de urgência (3 casos para o serviço de urgência de Ibn Jazzar Kairouan, 5 casos para o serviço de urgência de Sahloul Sousse, 5 casos para o serviço de urgência de Hached Sousse, 3 casos para o serviço de urgência de Monastir e 1 caso para o serviço de urgência de Mahdia), 1 caso (3,7%) foi transferido para uma clínica privada. 6 casos (22,2%) foram deixados no domicílio (4 casos no domicílio e 2 casos nos serviços de urgência periféricos).

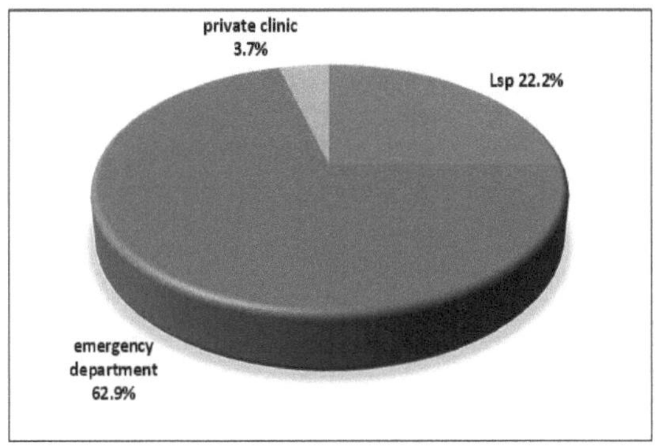

Figura 6: Repartição dos doentes por tipo de cuidados

4.2.Desenvolvimentos subsequentes

9/27 casos (33,3%) morreram e 18/27 casos (66,7%) melhoraram.

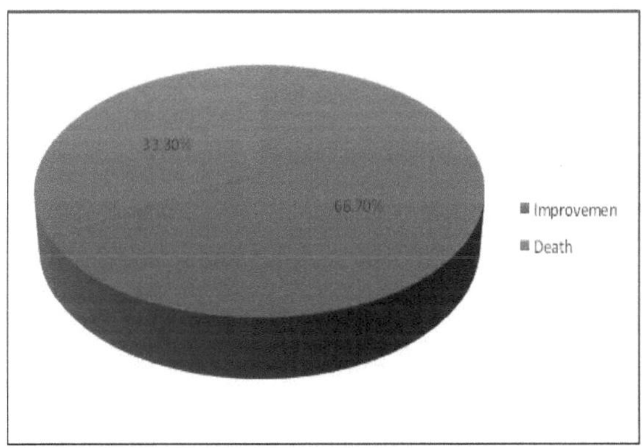

Figura 7: Repartição dos doentes por resultado

A melhoria foi sem sequelas em 9 casos e com sequelas em 9 casos. A maioria das sequelas foram cerebrais (8/9). A figura abaixo mostra a distribuição dos doentes por sequelas

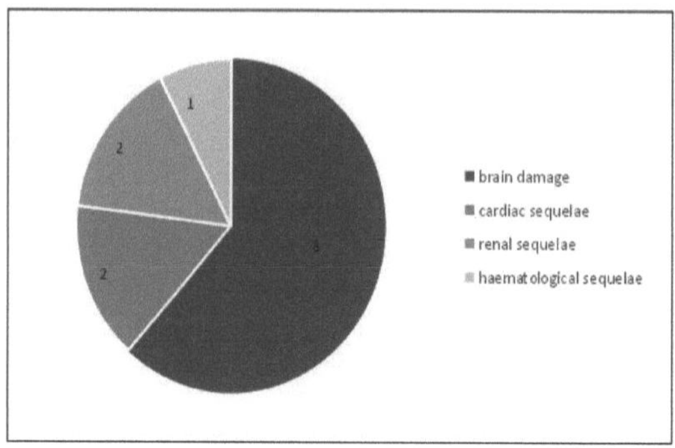

Figura 8: Distribuição dos doentes por sequelas

O tempo médio para a melhoria foi de 65,37 ± 21,47 horas, com uma variação de 5 a 100 horas. O tempo médio para a morte foi de 11,11 ± 13 horas, variando de 3 a 45 horas.

II. Estudo analítico

De acordo com a análise univariada, os factores preditivos de mortalidade no nosso estudo foram: temperatura central, confusão, coma, lesões viscerais, perturbação hemodinâmica, insuficiência renal aguda, acidose metabólica, perturbações da coagulação, rabdomiólise, utilização de VM, medicamentos, etc. e hidratação oral. Não houve diferença significativa no arrefecimento.

Tabela VI: Factores preditivos de mortalidade na nossa série

	Nombre de cas(%)	Patients décédés n(%)	P
Facteurs épidémiologiques			
Sexe			
Hommes	12 (44,4)	4 (14,8)	0.660
Femmes	15 (55,6)	5(18,5)	
Age			
Inférieur ou égale à 60 ans	1 (3,7)	0(0)	
Entre 60 et 80 ans	15 (55,6)	6(22,2)	0,840
Supérieur ou égale à 80 ans	11(40,7)	3(11,1)	
Antécédents			
Sans ATCDs	4 (14,8)	2 (7,4)	0,444
Avec ATCDs	23 (85,2)	7(25,9)	
Type de SMUR engagée			
Sousse Sahloul	7 (25,9)	2 (7,4)	
Sousse Hached	8 (29,6)	3 (11,1)	
Kairouan	3(11,1)	2(7,4)	
Monastir	5(15,8)	1(3,7)	0,772
Mahdia	1(3,7)	0(0)	
Jam	1(3,7)	0(0)	
Lieu d'intervention			
Pas intervention	2(7,4)	1(3,7)	
A domicile	16(59,3)	4(14,8)	
Urgence périphérique	8(29,6)	4(14,8)	0.522
Lieu publique	1(3,7)	0(0)	
Facteurs d'ordre clinique			
Température centrale			
< 40°C	10 (37)	2(7,4)	0.001
≥ 40°C	17 (63)	7(25,9)	
Céphalée			
Oui	13(48,1)	5(18,5)	0.586
non	14(51,9)	4(14,8)	
Confusion			
Oui	17(63)	2 (7,4)	0.002
non	10(37)	7(25,9)	
Syncope			
Oui	6 (22,2)	1(3,7)	0.326
non	21(77,8)	8(29,6)	
Signes de déshydratation			
Oui	12(44,4)	5(18,5)	0.411
non	15(55,6)	4(14,8)	
Atteinte viscérale			
Oui	20(74,1)	9(33,3)	0.030
non	7(25,9)	0(0)	
Score GCS			
≤8	14 (51,9)	8(29,6)	0.001
>8-15	13(48,1)	1(3,7)	
Détresse respiratoire			
Oui	15(55,5)	2(7,4)	0.242
Non	12(44,4)	7(25,9)	
Détresse hémodynamique			
Oui	6(22,2)	6(22,2)	0.001
Non	21(77,8)	3(11,1)	
Rhabdomyolyse			
Oui	4(14,8)	4(14,8)	0.001
non	23(85,2)	5(18,5)	
Insuffisance rénale aigue			
Oui	9(33,3)	5(18,5)	0.026
Non	18(66,6)	4(14,8)	
Acidose métabolique			
Oui	4(14,8)	4(14,8)	0.001
Non	23(85,2)	5(18,5)	
Troubles de la coagulation			
Oui	5(18,5)	4(14,8)	0.014
non	22(81,5)	5(18,5)	
Facteurs d'ordre thérapeutique			
Recours à la VM			
Oui			
Non	6(22,2)	5(18,5)	0.003
	21(77,8)	4(14,8)	
Oxygénothérapie			
Oui	16(59,3)	7(25,9)	0.166
non	11(40,7)	2(7,4)	
Recours aux catécholamines			
Oui	3(11,1)	3(11,1)	0.009
Non	24(88,9)	6(22,2)	
Refroidissement physique			
Oui	25(92,6)	9(33,3)	0.299
Non	2(7,4)	0(0)	
refroidissement pharmacologique			
oui	19(70,4)	8(29,6)	0.136
non	8(29,6)	1(3,7)	
Hydratation par voie orale			
Oui	13(48,1)	1(3,7)	0.006
non	14(51,9)	8(29,6)	
Remplissage par sérum refroidi			
Oui	23(85,2)	9(33,3)	0.125
non	4(14,8)	0(0)	

DISCUSSÃO

1. Dados epidemiológicos

O golpe de calor é uma emergência diagnóstica e terapêutica. É uma condição potencialmente fatal. É uma forma de hipertermia associada a uma resposta inflamatória sistémica que leva a uma síndrome de falência multivisceral(2).No nosso estudo, apesar da pequena dimensão da amostra, 9 dos 27 casos faleceram. De acordo com Hifumi et al(3), houve pelo menos 3.332 mortes atribuídas a insolação nos Estados Unidos entre 2006 e 2010.Em agosto de 2003, a Europa sofreu uma onda de calor severa que durou nove dias e resultou em 14.800 mortes relacionadas com o calor em França, incluindo 2.800 casos atribuídos a insolação, a forma mais grave de doença pelo calor (1).Vários estudos descreveram as características das vítimas desta onda de calor.O estudo de Argaud et al (14) analisou 83 casos de golpe de calor internados num hospital universitário de Lyon e mostrou que as taxas de mortalidade aos 28 dias e aos 2 anos eram de 58% e 71%, respetivamente. O estudo de Pease et al (11) é um estudo de coorte de 22 vítimas de golpe de calor internadas em unidades de cuidados intensivos e mostrou que a taxa de mortalidade era de 63,6%. De acordo com Argoud et al(14), até à década de 2050, espera-se que as mortes relacionadas com o golpe de calor aumentem quase 2,5 vezes a atual linha de base anual de cerca de 2.000 mortes. Em primeiro lugar, apesar de a sépsis, a síndrome de dificuldade respiratória aguda (SDRA) e a insuficiência renal aguda (IRA) incluírem definições simples e comummente utilizadas, não existe uma definição universalmente aceite de golpe de calor no contexto clínico(3). Em segundo lugar, devido ao facto de um grande número de vítimas de golpe de calor ser raro nos Estados Unidos ou em países europeus (por exemplo, 1995 e 1999 em Chicago, 2003 em Paris) (13-16), a investigação clínica não tem sido realizada de forma continuada nestas regiões(3). No nosso estudo, a maioria dos doentes era do sexo feminino, 15 casos (55,6%), e 12 casos eram do sexo masculino (44,4%), com um rácio de sexo de 1,27. A média de idade dos pacientes foi de 75 anos, variando de 27 a 97 anos. A faixa etária mais afetada foi a dos 60 aos 80 anos (15/27), apenas um caso, com 27 anos. A maioria dos doentes (86,2%, 23/27) tinha antecedentes patológicos. 44,4% (12/27) sofriam de hipertensão arterial. 7,4% (2/27) tinham uma doença respiratória crónica. 3,7% (1/27) tinham uma doença psiquiátrica. 40,7% (11/27) tinham insuficiência cardíaca crónica. A maioria dos doentes estava acamada, ou seja, 20 casos (74%), 6 casos (22,2%) tinham uma atividade limitada. Apenas um indivíduo era ativo, com 27 anos. No estudo de Pease et al(11), o rácio entre os sexos foi de 1, com uma mediana de idade de 68,5 anos (61,3-76,8). 91% dos doentes tinham antecedentes patológicos. 36% (8/22) tinham perturbações psiquiátricas, 45% (10/22) eram hipertensos, 23% (5/22) tinham doença respiratória crónica (asma, DPOC) e 1 doente tinha antecedentes de feocromocitoma.No estudo de Argaud et al(14), setenta doentes (84%) eram idosos (>70 anos), 29 casos (41%) viviam em instituições e 48 (69%) tinham atividade física limitada. Vinte e sete pacientes (33%) tinham 85 anos ou mais. Do total de doentes, 80 (96%) tinham antecedentes patológicos e 63 (76%) estavam a ser tratados com um fármaco anti-hipertensor (principalmente diuréticos) e/ou um fármaco neurotrópico (principalmente tranquilizantes).

2. Dados clínicos e paraclínicos

A exposição excessiva ao calor leva a uma falha termorreguladora. Aparecendo em repouso durante as ondas de calor, o golpe de calor manifesta-se como um sofrimento neurológico e cardiovascular e, se não for tratado, pode progredir para a síndrome de falência multivisceral(3).

De facto, a definição de golpe de calor mais comummente utilizada em todo o mundo é a de Bouchama(2). Bouchama definiu o golpe de calor como uma temperatura corporal central superior a 40°C, acompanhada de sinais de desidratação e de anomalias do sistema nervoso central, como delírio, convulsões ou coma(2,3). A segunda definição baseia-se na fisiopatologia do golpe de calor, que resulta de uma falha na termorregulação, associada a um exagero da resposta imuno-inflamatória térmica e a uma resposta deficiente das proteínas de choque térmico(1,2). A complexa interação entre as alterações fisiológicas causadas pela hipertermia, o efeito citotóxico do calor e a resposta imuno-inflamatória e hemostática do hospedeiro resulta no aparecimento da síndrome de falência multivisceral, principalmente encefalopatia(1,2).Pease et al(11) referiram no seu estudo os seguintes critérios segundo a definição de Bouchama: estado neurológico alterado (coma, delírio, desorientação ou convulsões); temperatura central > 40,6°C; história fiável de exposição ambiental compatível; e presença de pele quente, seca ou avermelhada. Noutro estudo, Misset et al(17) definiram o golpe de calor como "a presença de hipertermia > 40,5°C", mas o termo "temperatura corporal central" não foi incluído na sua definição. Como resultado, a temperatura corporal específica e o uso do termo "temperatura corporal central" variam entre os estudos(2,11,17). Em nosso estudo, a temperatura foi alta em todos os pacientes, com uma temperatura central média de 40,592 ± 1,579 e extremidades variando de 38,5 a 43°C, o que é comparável a outros estudos. No estudo de Argaud et al(14), trinta e nove pacientes (47%) apresentaram temperatura maior ou igual a 41°C. No estudo de Pease et al(11), a temperatura central mediana na admissão foi de 41,1°C. No nosso estudo, os distúrbios neurológicos estavam presentes na maioria dos casos (88,9%). 14 casos (51,9%) estavam em coma, com um escore médio de Glasgow de 9 ± 4,2 e extremidades variando de 3 a 15. Os distúrbios cardiovasculares estavam presentes em 81,4% dos casos, com hipotensão arterial (PAS ≤ 90 mmHg) em 6 casos (22,2%) e taquicardia em 22 casos (81,4%). A arritmia foi detectada pelo ECG em 13 casos (48,1%). Foram observados sinais de desidratação em 44,4% dos casos, com uma sensação de sede em 5 casos (18,5%) e pele seca e eritematosa em 12 casos (44,4%). O desconforto respiratório foi observado em mais de metade dos casos (55,5%). Do ponto de vista biológico, registou-se rabdomiólise em 4 casos (14,8%), insuficiência renal aguda em 9 casos (33,3%) com um nível médio de creatinina de 187,2 ± 34,4 (135-250), hipercaliemia ≥ 5,5 em 4 casos (14.8%), acidose metabólica em 4 casos (14,8%) e distúrbios da coagulação em 5 casos (18,5%) com trombocitopenia em 3 casos (11,1%) com uma contagem média de plaquetas de70000 ± 17320(50000-80000). O TP era baixo ≤ 50% em 5 casos (18,5%) com um TP médio de 42 ± 4,47 (40-50). Estes dados clínicos e paraclínicos foram comparáveis com os resultados de outros estudos(11,13,14). No estudo de Dematte et al(13) realizado em Chicago, 58 pacientes foram admitidos no hospital durante a onda de calor de 1995. Os pacientes apresentavam disfunção multiorgânica com comprometimento neurológico em 100% dos casos, insuficiência renal moderada a grave em 53% dos casos, coagulação intravascular disseminada em 45% dos casos e síndrome de dificuldade respiratória aguda em 10%. No estudo de Pease et al(11), todos os doentes apresentavam envolvimento neurológico, respiratório e visceral cardíaco. Na admissão, a pontuação média de Glasgow era de 10, com uma variação de 3 a 15. Todos os doentes apresentavam envolvimento renal, hepático e hematológico. No estudo de Argaud et al(14) , 47 casos (57%) apresentavam coma, 36 casos (43%) estavam em choque e 19 casos (23%) tinham anúria. Para além da disfunção neurológica contínua, 53 doentes (66%) apresentavam pelo menos uma insuficiência orgânica adicional. Os valores médios da creatinina e do azoto ureico estavam ligeiramente elevados: 1,76 ± 0,93 mg/dL e 39,50 ± 23,53 mg/dL, respetivamente. Quando se analisaram os gases sanguíneos e o pH (45 doentes), encontrou-se alcalose respiratória em 23 doentes (51%) e acidose metabólica em 12 doentes (27%). A pressão arterial média ± DP em oxigénio foi de 75 ± 39 mm Hg. Os níveis de creatinina quinase estavam acima do dobro do limite normal em 45 doentes (54%). O eletrocardiograma revelou anomalias isquémicas em 30 doentes (36%), confirmadas por um aumento dos níveis de troponina I em 20 doentes (29%). Vinte e cinco doentes (40%) apresentavam citólise hepática sem colestase. A trombocitopenia (contagem de trombócitos, $95 \pm 37 \times 10\ 3\ /\mu L$) e um índice de protrombina baixo ($53\% \pm 16\%$) foram detectados em 23 (28%) e 30 (36%) doentes, respetivamente.

3. Gestão terapêutica

De acordo com a literatura(4,6,11,14), o arrefecimento é o padrão de ouro no tratamento de doentes que sofrem de golpe de calor. A imersão em água gelada demonstrou ser altamente eficaz no tratamento da insolação por esforço, com uma taxa de mortalidade nula numa grande série de casos de doentes mais jovens e fisicamente aptos. Em doentes idosos que sofrem de insolação sem esforço, os estudos favoreceram mais frequentemente o arrefecimento evaporativo e convectivo. O arrefecimento evaporativo e convectivo pode ser aumentado com gelo picado ou sacos de gelo aplicados difusamente sobre o corpo. Os fluidos intravenosos refrigerados também podem complementar o arrefecimento primário(4).

Com base nas provas actuais, os sacos de gelo são aplicados estrategicamente no pescoço, nas axilas e nas virilhas; os cobertores de arrefecimento e os dispositivos de arrefecimento intravascular ou externo não são recomendados como métodos de arrefecimento primários na insolação(4).

De acordo com os estudos(4,6), o arrefecimento agressivo deve ser administrado o mais rapidamente possível aos doentes vítimas de insolação, de modo a evitar o aparecimento de sequelas neurológicas. No nosso estudo, 19 casos (70,3%) foram colocados numa zona fria, com 2 casos (7,4%) em posição lateral. 25 casos (92,6%) beneficiaram de repouso com arrefecimento físico e 19 casos (70,3%) de arrefecimento farmacológico. A hidratação oral foi administrada em 13 casos. (48,1%) e 23 casos (85,1%) beneficiaram de enchimento com soro arrefecido. 3 casos (11,1%) necessitaram da administração de fármacos vasoactivos para estabilizar o estado hemodinâmico. A oxigenoterapia foi administrada em 13 casos (48,1%) e a ventilação mecânica em 6 casos (22,2%). Este valor é comparável aos resultados de outros estudos(4,11,14). No estudo de Argaud et al(14), para além dos cuidados sintomáticos relacionados com a sua disfunção orgânica (incluindo, se necessário, ventilação mecânica, agentes vasoactivos e/ou inotrópicos e expansão de volume), todos os doentes receberam uma infusão de líquidos (2,5 ± 1,0 L durante as primeiras 24 horas) e 79 (95%) receberam agentes antipiréticos (acetaminofeno). O arrefecimento externo foi efectuado apenas em 41 doentes (49%).

4. Evolução

No nosso estudo, 9/27 casos (33,3%) morreram e 18/27 casos (66,7%) melhoraram. A melhoria foi sem sequelas em 9 casos e com sequelas em 9 casos. A maioria das sequelas foram cerebrais (8/9). 2 casos tiveram sequelas cardíacas, 2 tiveram sequelas renais e um teve sequelas hematológicas. No estudo de Dematte et al(13), a mortalidade intra-hospitalar foi de 21%. A maioria dos sobreviventes recuperou um estado renal, hematológico e respiratório quase normal, mas a incapacidade persistiu, levando a uma incapacidade funcional moderada a grave em 33% dos doentes à data da alta. No estudo de Pease et al(11), a mortalidade foi de 63,6% (14/22). 7 doentes morreram nos primeiros 7 dias após a falência multivisceral e 7 casos morreram com sequelas neurológicas (coma = 6, tetraplegia = 1). A mediana da duração total do internamento hospitalar foi de 17 dias (2-25,5) e, após a alta da unidade de cuidados intensivos, nenhum doente faleceu durante um ano de seguimento.

5. Factores preditivos de mortalidade

No nosso estudo, os factores preditivos de mortalidade foram: temperatura central, confusão, coma, lesão visceral, perturbação hemodinâmica, insuficiência renal aguda, acidose metabólica, distúrbios de coagulação, rabdomiólise, uso de VM, fármacos vasoactivos e hidratação oral. Não se registou qualquer diferença significativa no arrefecimento. No estudo de Argaud et al(14), as características demográficas (i.e. idade e sexo) não foram significativamente diferentes entre sobreviventes e mortos no dia 28. Entretanto, os fatores preditivos de óbito foram: uso prolongado de anti-hipertensivos ($P = 0,004$) ou de fenotiazínicos ($P = 0,02$), coma ($P < 0,001$), anúria ($P < 0,001$) e presença de anemia ($P < 0,001$). ($P < 0,001$), acidose metabólica ($P = 0,001$). Não foram observadas diferenças no tratamento relacionado com o golpe de calor, como arrefecimento, agentes antipiréticos ou infusão de fluidos, entre sobreviventes e mortos. O modelo multivariado de riscos proporcionais de Cox revelou uma contribuição independente para a mortalidade se os doentes estivessem a tomar medicação anti-hipertensiva a longo prazo ou se apresentassem na admissão com insuficiência cardiovascular, anúria ou coma.O estudo de Hausfater et al(18) incluiu todos os doentes com uma temperatura central $> 38,5°C$ admitidos num dos serviços de urgência durante a vaga de calor de agosto de 2003 em Paris. De acordo com este estudo, os factores preditivos de mortalidade por insolação sem esforço foram: tratamento prévio com diuréticos, internamento numa instituição, idade > 80 anos, história de insuficiência cardíaca crónica ou neoplasia, temperatura central $> 40°C$, pressão arterial sistólica < 100 mmHg, escala GSC < 12 e transporte para o hospital por ambulância.Misset et al(17) realizaram uma análise multivariada para a ocorrência de insolação em casa ou numa instituição de saúde (vs. num local público). Este estudo mostrou que a presença de uma temperatura corporal inicial elevada, um tempo de protrombina prolongado, a utilização de fármacos vasoactivos durante o primeiro dia numa unidade de cuidados intensivos, etc., estavam todos associados à ocorrência de insolação. O uso de ar-condicionado na unidade de terapia intensiva (UTI) e o manejo de pacientes em UTI sem ar-condicionado foram associados a um risco significativo de morte intra-hospitalar. O estudo de Hifumi et al(3) com 705 pacientes com insolação constatou que a mortalidade intra-hospitalar foi de 7,1% (50 pacientes). A análise de regressão múltipla revelou que a mortalidade intra-hospitalar estava significativamente associada à PAS (odds ratio (OR): 0,99; 95% CI [0,98 a 0,99] com p = 0,026), à pontuação GCS (OR, 0.77; IC 95% [0,69 0,86] com p < 0,01), os níveis de creatinina sérica (OR: 1,28; IC 95%: [1,02-1,61]; p = 0,032) e a presença de DIC na admissão (OR: 2,16; IC 95%: [1,09-4,27]; p = 0,028).

PONTOS FORTES E LIMITAÇÕES DO ESTUDO

1. Destaques

O nosso trabalho é interessante porque é um dos poucos estudos e o primeiro a ser realizado na Tunísia sobre um assunto relevante e comum, a insolação. De facto, o nosso estudo oferece uma contribuição significativa para a compreensão do golpe de calor na Tunísia, lançando as bases para melhorias contínuas na prevenção, diagnóstico e gestão desta condição crítica. Estes avanços são essenciais para garantir uma resposta médica eficaz a esta emergência climática crescente.

2. Limitações do estudo :

- Apesar dos ensinamentos retirados deste estudo, há que ter em conta certas limitações, como a dimensão da amostra e a duração do estudo.

- Dada a pequena dimensão da amostra do nosso estudo (27 casos), não foi possível efetuar uma análise multivariada.

- A investigação futura poderia alargar estas investigações a uma escala nacional e durante um período mais longo para consolidar as nossas conclusões.

CONCLUSÃO

A insolação é um importante problema de saúde pública. É uma das principais causas de mortalidade e morbilidade. Trata-se de uma forma de hipertermia associada a uma resposta inflamatória sistémica que conduz a uma síndrome de insuficiência multivisceral(2). Dada a gravidade desta emergência climática, o envolvimento das equipas médicas na fase pré-hospitalar do tratamento destes doentes é fundamental para melhorar a eficácia dos cuidados e limitar as sequelas da insolação. O nosso estudo foi efectuado no território do SAMU 03 da Tunísia durante a vaga de calor do ano 2023. Mais de metade dos pacientes do nosso estudo eram do sexo feminino, ou seja, 15/27 casos (55,6%) com um rácio de sexo de 1,27. A idade média dos doentes era de 75 anos, variando entre 27 e 97 anos. Clinicamente, a temperatura central estava elevada em todos os doentes, com uma temperatura média de 40,592 ± 1,579 [38,5-43°C], e as perturbações neurológicas estavam presentes na maioria dos casos (88,9%). As perturbações cardiovasculares estavam presentes em 81,4% dos casos. Foram observados sinais de desidratação em 44,4% dos casos e dificuldades respiratórias em mais de metade (55,5%). 25 casos (92,6%) beneficiaram de arrefecimento físico e 19 casos (70,3%) de arrefecimento farmacológico. Foi administrada hidratação oral em 13 casos (48,1%) e 23 casos (85,1%) beneficiaram de enchimento de soro arrefecido. 3 casos (11,1%) necessitaram da administração de fármacos vasoactivos. A oxigenoterapia foi administrada em 13 casos (48,1%), com ventilação mecânica em 6 casos (22,2%). Em termos de evolução, 9/27 casos (33,3%) faleceram e 18/27 casos (66,7%) melhoraram. A melhoria foi sem sequelas em 9 casos e com sequelas em 9 casos. A maioria das sequelas foram cerebrais (8/9). 2 casos tiveram sequelas cardíacas, 2 tiveram sequelas renais e um teve sequelas hematológicas. Os factores preditivos de mortalidade, de acordo com a análise univariada, foram: temperatura central, confusão, coma, lesões viscerais, perturbação hemodinâmica, insuficiência renal aguda, acidose metabólica, distúrbios da coagulação, rabdomiólise, utilização de VM, fármacos vasoactivos e hidratação oral. Não houve diferença significativa no arrefecimento. A literatura (3,11,13,14,17) e o nosso estudo mostraram que a taxa de mortalidade após um golpe de calor é significativa e que, mesmo que os procedimentos de arrefecimento e a gestão dos cuidados intensivos sejam rapidamente iniciados, o golpe de calor clássico pode resultar num agravamento rápido da disfunção orgânica, levando à morte. Daí a necessidade de estudos mais aprofundados neste contexto, a fim de melhorar os meios de gestão terapêutica.

REFERÊNCIAS

1. Rahmoune C, Bouchama A. Golpe de calor. Réanimation. maio de 2004;13(3):190-6.

2. Bouchama A, Knochel JP. Heat stroke. N Engl J Med. 20 de junho de 2002;346(25):1978-88.

3. Hifumi T, Kondo Y, Shimizu K, Miyake Y. Golpe de calor. J Intensive Care.22 May 2018;6(1):30.

4. Gaudio FG, Grissom CK. Métodos de arrefecimento no golpe de calor. J Emerg Med. abril de 2016;50(4):607-16.

5. Gazzah DM. O escore de Glasgow.

6. Nakamura S. [Sequelae secondary to heat-related illness]. Nihon Rinsho Jpn J Clin Med. junho de 2012;70(6):969-74.

7. Yumoto T, Naito H, Yorifuji T, Aokage T, Fujisaki N, Nakao A. Associação da pontuação da Escala de Coma do Japão à chegada ao hospital com a mortalidade intra-hospitalar em doentes com traumatismos. BMC Emerg Med. 6 de novembro de 2019;19(1):65.

8. Singh RK, Baronia AK, Sahoo JN, Sharma S, Naval R, Pandey CM, et al.Comparação prospetiva da nova pontuação DIC da Associação Japonesa de Medicina Aguda (JAAM) e da Sociedade Internacional de Trombose e Hemostasia (ISTH) em doentes sépticos em estado crítico. Thromb Res. 1 de abril de 2012;129(4):e119-25.

9. Gando S, Saitoh D, Ogura H, Mayumi T, Koseki K, Ikeda T, et al. A coagulação intravascular disseminada (CID) diagnosticada com base nos critérios da Associação Japonesa de Medicina Aguda é um continuum dependente da CID evidente em doentes com sépsis. Thromb Res. 1 de março de 2009;123(5):715-8.

10. Hifumi T, Kondo Y, Shimazaki J, Oda Y, Shiraishi S, Wakasugi M, et al.

Significado prognóstico da coagulação intravascular disseminada em doentes com golpe de calor num registo nacional. J Crit Care. abril de 2018;44:306-11.

11. Pease S, Bouadma L, Kermarrec N, Schortgen F, Régnier B, Wolff M. Curso de disfunção orgânica precoce, tempo de arrefecimento e resultado na insolação clássica. Intensive Care Med. agosto de 2009;35(8):1454-8.

12. Naughton MP, Henderson A, Mirabelli MC, Kaiser R, Wilhelm JL, Kieszak SM, et al. Heat-related mortality during a 1999 heat wave in Chicago. Am J Prev Med. maio de 2002;22(4):221-7.

13. Dematte JE, O'Mara K, Buescher J, Whitney CG, Forsythe S, McNamee T, et al. Acidente de Calor Quase-Fatal durante a Onda de Calor de 1995 em Chicago. Ann Intern Med. agosto de 1998;129(3):173-81.

14. Argaud L, Ferry T, Le QH, Marfisi A, Ciorba D, Achache P, et al. Short- and long-term outcomes of heatstroke following the 2003 heat wave in Lyon, France. Arch Intern Med. 12 Nov 2007;167(20):2177-83.

15. Naughton MP, Henderson A, Mirabelli MC, Kaiser R, Wilhelm JL, Kieszak SM, et al. Heat-related mortality during a 1999 heat wave in Chicago1. Am J Prev Med. 1 de maio de 2002;22(4):221-7.

16. Semenza JC, Rubin CH, Falter KH, Selanikio JD, Flanders WD, Howe HL, et al. Mortes relacionadas com o calor durante a onda de calor de julho de 1995 em Chicago. N Engl J Med. 11 de julho de 1996;335(2):84-90.

17. Misset B, De Jonghe B, Bastuji-Garin S, Gattolliat O, Boughrara E, Annane D, et al. Mortalidade de doentes com insolação admitidos em unidades de cuidados intensivos durante a onda de calor de 2003 em França: A national multiple-center risk-fator study*. Crit Care Med. abril de 2006;34(4):1087.

18. Hausfater P, Megarbane B, Dautheville S, Patzak A, Andronikof M, Santin A, et al. Prognostic factors in non-exertional heatstroke. Intensive Care Med. Feb 2010;36(2):272-80.

APÊNDICES

Apêndice 1: Formulário de recolha de dados: Golpe de calor

I. Dados epidemiológicos :

- Data: ... /... /...... ; Hora: ... : ... ;

- Temperatura ambiente no momento da chamada: ... °C

- Nome completo: ....

- Dados da missão :

1. Governação de recurso (Sousse Monastir Kairouan Mahdia)

2. Motivo da chamada: perturbação do estado de consciência □ dispneia + perturbação do estado de consciência □ instabilidade hemodinâmica + perturbação do estado de consciência □

3. Decisão de regulação: envolver a equipa □ ou não □

4. SMUR comprometida: Kairouan □ Sousse □ Monastir □ Mahdia □ Jam □

5. Tipo de missão: primária □ primária-secundária □ secundária □

6. O local de intervenção: casa □ local público □ emergência periférica □

- Dados do paciente :

1. género: Masculino □Feminino □

2. Idade: ... anos

3. História Diabetes □ Pressão arterial elevada □ Dislipidemia □ Doença respiratória □ Doença cardíaca □ História de AVC □ Doença psiquiátrica □

4. Atividade física diária: ativo acamado atividade física limitada

5. Hábitos de vida: tabagismo, álcool, obesidade,

6. Consumo médio de água por 24 horas.

II. Dados clínicos :

1- Sintomatologia: Febre □ Cefaleia □ Confusão □Náuseas/Vómitos □Pele seca e quente □ Sensação de sede □ Sinais de desidratação □ Cãibras musculares □ Fadiga □ Vertigem □Síncope □Coma □

3- Parâmetros: GCS:....BP: ....mmHg: .... bpm FR: .... c/mn SaO2: .... %: C°
Trabalho de respiração
Ventilação:

6- ECG :

III. Biologia :

Hb: ...... Ht: ...... GB: ...... Plq: ...... TP: ......INR: .....   TCK: .....

Na+: ...... K+: ...... Cl-: ...... Ureia: ...... Creat: ......

ASAT : ...... ALAT : ...... BT : ...... BD : ...... CPK : ...... LDH : ......

Ca: ..... P : ....

IV. Tratamento terapêutico :

1- Duração do tratamento: .... horas

2- Colocar num local mais fresco: Não □ Sim □

3- Descanso: Não □ Sim □

4- Arrefecimento físico: Não □ Sim □

5- Arrefecimento farmacológico: Não □ Sim □

6- Hidratação oral: Não □ Sim □

7- Enchimento de soro arrefecido

8- PLS: Não □ Sim □

9- Utilização de medicamentos anti-inflamatórios: Não □ Sim □

10- Terapia de oxigénio: Não □ Sim □

11- Assistência respiratória: Não □ Sim □

12- Drogas vasoactivas: Não □ Sim □

V.Evolução :

1- Local de orientação :

2- Melhoria sem sequelas: Não □ Sim □, se Sim melhoria após: .... horas

3- Dano visceral inicial: Não □ Sim □

Se sim: Cerebral □ Cardíaca □ Hepática □ Renal □ Hematológica □ 4- Sequelas
remanescentes : Não □ Sim □

Em caso afirmativo: Cerebral □ Cardíaca □ Hepática □ Renal □ Hematológica □

5- Morte: Não □ Sim □

Duração dos cuidados antes da melhoria: ... horas Duração dos cuidados antes
da morte: .... horas

Apêndice 2: Pontuação de Glasgow (5)

Valeur	GCS adulte
Ouverture des yeux	
4	Ouverture spontanée
3	Ouverture à la commande verbale
2	Ouverture à la stimulation douloureuse
1	Pas d'ouverture des yeux
Réponse verbale	
5	Réponse orientée
4	Conversation confuse
3	Mots inappropriés
2	Sons incompréhensibles
1	Pas de réponse verbale
Réponse motrice	
6	Obéit aux commandes
5	Localise la douleur
4	Retrait à la douleur
3	Flexion anormale à la douleur
2	Extension à la douleur
1	Pas de réponse motrice

Apêndice 3: Critérios de diagnóstico do golpe de calor segundo a JAAM (3)

Classification recommended by the Japanese Association of Acute Medicine "Committee related to heatstroke"

Japanese Association of Acute Medicine Heat Related Illness Classification 2015

	Symptoms	Severity	Treatment	Classification from clinical presentations	
					First aid can be conducted and patient is monitored only when Stage I symptoms gradually improve
Stage I (First aid and observation)	Dizziness, faintness, slight yawning. Heavy sweating. Muscle pain, stiff muscles (muscle cramps). Impaired consciousness is not observed (JCS = 0)		May be handled on site under normal conditions → Resting in a cool place, cooling the body surface, and orally supplying water and Na·	Heat cramp. Heat syncope	The patient should immediately be taken to the hospital in the event when stage II symptoms occur or improvement in Stage I is not observed (assessed by others)
Stage II (Should be taken to a medical institution)	Headache, vomiting, fatigue, sinking feeling, and declined concentration and judgement (JCS ≤ 1)		Examination at a medical institution is necessary → Body temperature management, resting, and sufficiently supplying water and Na* (by drip infusion if oral intake is difficult)	Heat exhaustion	
Stage III (Inpatient hospital care)	Includes at least one of the following: (C) central nervous system manifestation (impaired consciousness JCS ≥ 2, cerebellar symptoms, convulsive seizures) (H/K) hepatic/renal dysfunction (follow-up following admission to hospital, hepatic or renal impairment requiring inpatient hospital care) --------- (D) Coagulation disorder (diagnosed as DIC according to acute phase DIC diagnostic criteria (Japanese Association of Acute Medicine) → Most severe of the three types		Inpatient hospital care (depending on the case, intensive care) is necessary → Body temperature management (internal body cooling, intravascular cooling, etc. are carried out along with body surface cooling) Respiratory and circulatory care. DIC treatment	Heat stroke	Whether or not it is Stage III is determined by ambulance staff or at examination/checkup after arrival at hospital

Apêndice 4: Escala de coma japonesa (7)

Figure 1: Japan Coma Scale Scoring

0: Clear

1: Almost fully conscious

2: Unable to recognize time, place and person

3: Unable to recall name or DOB

10: Rousable by being spoken to but reverts to previous state if stimulus stops

20: Rousable with loud voice but reverts to previous state if stimulus stops

30: Rousable only by repeated mechanical stimuli

100: Unrousable using any forceful stimuli but responds to avoid the stimuli

200: Unrousable using any forceful stimuli but responds with slight movements, including decerebrate or decorticate postures

300: Unrousable using any forceful stimuli and does not respond at all

Apêndice 5: Pontuação de coagulação intravascular disseminada (DIC) de acordo com o JAAM (3,8,9)

	Score
Systemic inflammatory response syndrome criteria	
≥3	1
0–2	0
Platelet count (150×109 /L)	
<80 or >50% decrease within 24 hours	3
≥80 and <120 or >30% decrease within 24 hours	1
≥120	0
Prothrombin time (value of patient/normal value)	
≥1.2	1
<1.2	0
Fibrin/fibrinogen degradation products (mg/L)	
≥25	3
≥10 and <25	1
<10	0
Diagnosis	
Four points or more	DIC

Apêndice 6: Diferença nas definições/classificações de golpe de calor entre a definição de Bouchama e os critérios JAAM e JAAM-HS-WG (3)

		Definição de Bouchama	Critérios JAAM	Critérios JAAM-HS-WG
Ambiente		Exposição ao calor ambiente (golpe de calor clássico)	Exposição a temperaturas ambientais elevadas	
Temperatura corporal		Temperatura corporal central > 40 °C	-	-
Disfunção orgânica	Sistema nervoso central	Delírio, convulsões ou coma	Perturbação da consciência JCS ≥ 2, sintomas cerebelares, convulsões	Pontuação GCS ≤ 14
	Coagulação	-	Diagnosticado como DIC pela JAAM	Pontuação JAAM DIC ≥ 4
	Fígado	-	Acompanhamento após hospitalização, insuficiência hepática ou renal que exija hospitalização	Níveis de creatinina ou bilirrubina total ≥ 1,2 mg/dL
	Renal	-		
	Cardiovascular	-	-	-
	Respiratório	-	-	-

RESUMO

Introdução: *A insolação é uma emergência médica com risco de vida. É definida pela combinação de um aumento rápido da temperatura central acima de 40*

°C e perturbações neurológicas (delírio, convulsões ou coma) e cardiovasculares. Isto pode levar à síndrome de insuficiência multivisceral e à morte.

Objectivos: *Descrever as características clínicas, terapêuticas e de prognóstico do golpe de calor e determinar os factores preditivos de mortalidade.*

Pacientes e métodos*: Nosso trabalho é um estudo transversal descritivo de 27 vítimas de insolação atendidas no pré-hospitalar pelo serviço SAMU 03 do centro-leste, durante um período de 3 meses (junho-agosto de 2023).*

Resultados: *No nosso estudo, a maioria dos doentes era do sexo feminino, ou seja, 15/27 casos (55,6%) com um rácio de sexo de 1,27. A idade média dos pacientes foi de 75 anos, variando de 27 a 97 anos. A maioria dos doentes (86,2%, 23/27) t i n h a antecedentes patológicos. Clinicamente, a temperatura central era elevada em todos os doentes, com uma temperatura média de 40,592 ± 1,579 [38,5-43°C]. As perturbações neurológicas estavam presentes na maioria dos casos (88,9%). 14 casos (51,9%) estavam em coma, com uma pontuação média de Glasgow de 9 ± 4,2. Os distúrbios cardiovasculares estavam presentes em 81,4% dos casos, com hipotensão arterial (PAS ≤ 90 mmHg) em 6 casos (22,2%). Foram observados sinais de desidratação em 44,4% dos casos e dificuldades respiratórias em mais de metade dos casos (55,5%). Do ponto de vista biológico, verificou-se rabdomiólise em 4 casos (14,8%), insuficiência renal aguda em 9 casos (33,3%), acidose metabólica em 4 casos (14,8%) e perturbações da coagulação em 5 casos (18,5%). No que respeita ao tratamento terapêutico, 25 casos (92,6%) beneficiaram de* *arrefecimento físico e 19 casos (70,3%) de arrefecimento farmacológico. A hidratação oral foi administrada em 13 casos (48,1%) e 23 casos (85,1%) receberam enchimento de soro arrefecido. 3 casos (11,1%) necessitaram da administração de fármacos vasoactivos. A oxigenoterapia foi administrada em 13 casos (48,1%) e a ventilação mecânica em 6 casos (22,2%). Em termos de evolução, 9/27 casos (33,3%) faleceram e 18/27 casos (66,7%) melhoraram. A melhoria foi sem sequelas em 9 casos e com sequelas em 9 casos. A maioria das sequelas foram cerebrais (8/9). 2 casos tiveram sequelas cardíacas, 2 tiveram sequelas renais e um teve sequelas hematológicas. De acordo com a análise univariada, os factores preditivos de mortalidade foram: temperatura central, confusão, coma, lesão visceral, perturbação hemodinâmica, insuficiência renal aguda, acidose metabólica, distúrbios da coagulação, rabdomiólise, utilização de VM, fármacos vasoactivos e hidratação oral. Não houve diferença significativa no arrefecimento.*

Conclusão: *A insolação é um importante problema de saúde pública. É uma das principais causas de mortalidade e morbilidade. O envolvimento das equipas médicas na fase pré-hospitalar do tratamento destes doentes é fundamental para melhorar a eficácia dos cuidados e limitar as sequelas do golpe de calor.*

Palavras-chave: *golpe de calor, cuidados pré-hospitalares, tratamento, mortalidade*

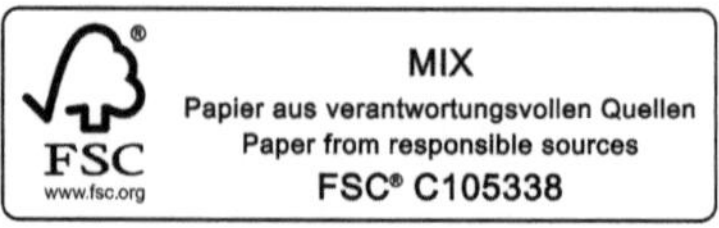

Printed by Books on Demand GmbH, Norderstedt / Germany